BEI GRIN MACHT SICH IHR WISSEN BEZAHLT

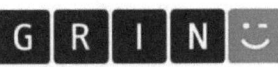

Kurskonzept zur Körpergewichtsreduktion

Laura Densch

GRIN ☺

Bibliografische Information der Deutschen Nationalbibliothek:

Die Deutsche Nationalbibliothek verzeichnet diese Publikation in der Deutschen Nationalbibliografie; detaillierte bibliografische Daten sind im Internet über http://dnb.d-nb.de abrufbar.

ISBN: 9783389041338
Dieses Buch ist auch als E-Book erhältlich.

© GRIN Publishing GmbH
Trappentreustraße 1
80339 München

Druck und Bindung: Books on Demand GmbH, Norderstedt Germany
Gedruckt auf säurefreiem Papier aus verantwortungsvollen Quellen

Das vorliegende Werk wurde sorgfältig erarbeitet. Dennoch übernehmen Autoren und Verlag für die Richtigkeit von Angaben, Hinweisen, Links und Ratschlägen sowie eventuelle Druckfehler keine Haftung.

Das Buch bei GRIN: https://www.grin.com/document/1484043

Deutsche Hochschule für
Prävention und Gesundheitsmanagement
Hermann-Neuberger-Sportschule 3
66123 Saarbrücken

Hausarbeit

Name, Vorname	Dench, Laura
Studiengang	BEB
Studienmodul	Konzept und Strategie der Ernährungsberatung
Datum Präsenzphase (siehe Ergebnisdokumentation)	15.05.- 17.05.2023
Aufgabe	Planung eines Ernährungskurskonzeptes (Gruppen-beratung) zur Gewichts- und Körperfettreduktion bei Übergewichtigen.

Inhaltsverzeichnis

1 Daten zum Schwerpunktthema des Kurskonzeptes

1.1 Definition von Übergewicht und Abgrenzung zur Adipositas

Definiert werden Übergewicht und Adipositas (Fettleibigkeit) als abnormale oder übermäßige Fettansammlung, die die Gesundheit beeinträchtigen kann. Zur Klassifizierung von Übergewicht und Fettleibigkeit bei Erwachsenen, wird als gängiges Maß der Body- Maß- Index (BMI) verwendet. Er setzt sich zusammen aus dem Gewicht der Person in Kilogramm geteilt durch das Quadrat der Körpergröße in Meter (WHO, 2021). Nachfolgend wird die BMI- Klassifikation der WHO tabellarisch dargestellt.

Tabelle 1: Klassifikation BMI (WHO, 2010)

BMI	Einteilung
< 18,5 kg/ m^2	Untergewicht
18,5 – 24,9 kg/ m^2	Normalgewicht
25 – 29,9 kg/ m^2	Übergewicht
30 – 34,9 kg/ m^2	Adipositas Grad I
35 – 39,9 kg/ m^2	Adipositas Grad II
> 40 kg/ m^2	Adipositas Grad III

Von Übergewicht wird ab einem BMI von 25 kg/ m^2 gesprochen. Als adipös gilt man ab einem BMI von 30 kg/ m^2 oder höher. Sowohl Übergewicht als auch die Adipositas können zahlreiche Folgeerkrankungen wie Diabetes mellitus, Hypertonie oder das metabolische Syndrom nach sich ziehen (Luppa, D., 2022). Für die Beratung ist es daher wichtig bereits in die Prävention zu gehen, um Übergewicht und Adipositas durch eine gesunde Ernährungsumstellung zu vermeiden. Wichtig ist es jedoch auch, bei einem bereits bestehenden Übergewicht oder einer Adipositas, mit der entsprechenden Ernährung dafür zu sorgen, dass keine Folgeerkrankungen entstehen. Wenn diese bereits vorhanden sind, sollte mit einer Ernährungsberatung dafür gesorgt werden, dass diese sich nicht noch weiter verschlimmern.

1.2 Häufigkeit von Übergewicht in Deutschland und Entwicklungstrends der letzten Jahre

Im Jahr 2017 waren in Deutschland 43,1% der Frauen und 62,1% der Männer Übergewichtig oder Adipös. Von den 43,1% der Frauen waren 28,5% übergewichtig und 14,6%

adipös. Bei den Männern waren von den 62,1% insgesamt 44% übergewichtig und 18,1% adipös. Zum Vergleich lagen die Zahlen im Jahr 2005 noch etwas darunter. Dort waren 41,5% der Frauen und 57,9% der Männer Übergewichtig oder Adipös. Die Nachfolgende Abbildung zeigt den Anstieg der Jahre von 2005- 2017.

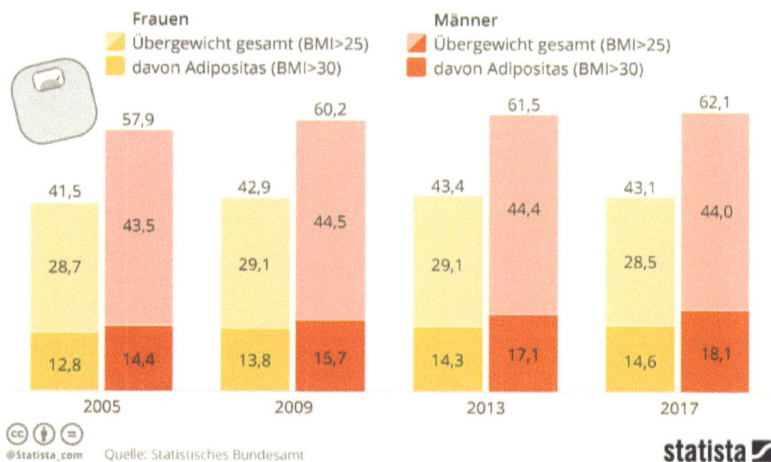

Abbildung 1: Anteil der Männer und Frauen ab 18 Jahren mit Übergewicht/ Adipositas in Deutschland (Statistisches Bundesamt, 2019; zitiert nach Statista, 2019)

In der Abbildung zeigt sich ein Anstieg der Betroffenen von Übergewicht und Adipositas sowohl bei den Frauen als auch bei den Männern. Übergewicht und auch die Adipositas haben verschiedene Folgeerkrankungen die daraus entstehen können. Dazu gehören Diabetes mellitus, Hypertonie, das metabolische Syndrom und im schlimmsten Falle entwickeln sich daraus koronare Herzerkrankungen und Schlaganfälle (Luppa, D., 2022). Dies zeigt somit deutlich auf, dass im Bereich der Prävention eine große Nachfrage auf dem Markt bestehen bleibt.

1.3   Allgemeine Ziele des Kurskonzeptes

Aus Sicht des Betriebes steht der Erfolg der Teilnehmerinnen an erster Stelle. Dadurch kommt es zur Zufriedenheit bei den Teilnehmerinnen. Dies hat wiederrum zur Folge, dass die Teilnehmerinnen den Kurs an andere Personen das Konzept weiterempfehlen. So gewinnt das Unternehmen neue Kunden. Auch der Verkauf von Produkten ist ein Ziel für den Betrieb. In dem Ernährungskonzept wird mit verschiedenen Supplementen gearbeitet. Durch den Erfolg werden die Teilnehmerinnen auch nach dem Kurs diese Supplemente weiterhin kaufen und den Betrieb so finanziell unterstützen.

1.4 Daten und Informationen zur Zielgruppe

In der nachfolgenden Tabelle sind die Daten und weitere Informationen der Teilnehmerinnen, die für das Konzept in Frage kommen aufgelistet.

Tabelle 2: Daten und Informationen zur Zielgruppe (eigene Darstellung, 2023)

Alter	Ab 18 Jahren
Geschlecht	Weiblich
Sozialer Status	Mittlerer sozialer Status
Zeitlicher Verfügungsrahmen	Jeden Montag für 8 Wochen jeweils 1 Stunde von 18:30- 19:30 Uhr.
Ziele/ Motive/ Wünsche	Gewichtsreduktion, Dauerhafte Ernährungsumstellung, Wunschfigur erreichen, Steigerung des Wohlbefindens, Grundlagenkenntnisse einer gesunden Ernährung erlangen, Motivation der Teilnehmerinnen
Gesundheitszustand	Das Kurskonzept ist eine Präventionsmaßnahme. Somit müssen die Teilnehmerinnen gesund sein und dürfen keine weiteren Vorerkrankungen aufweisen.

1.5 Ausschlusskriterien für potenzielle Interessenten

Da der Kurs zur Gewichtsreduktion ab 18 Jahren ist, werden alle Interessentinnen die minderjährig sind, davon ausgeschlossen. Befindet sich eine Interessentin in der Schwangerschaft oder Stillzeit, wird auch sie nicht an dem Kurskonzept teilnehmen können. Den innerhalb einer Schwangerschaft oder der Stillzeit, wird von einer Gewichtsreduktion abgeraten. Interessentin mit einem BMI > 30 kg/ m² fallen auch in das Ausschlusskriterium. Sind die Interessentinnen an einer Essstörung erkrankt, dürfen sie ebenfalls nicht an dem

Konzept teilnehmen. Wird von den Interessentinnen der Behandlungsvertrag nicht ausgefüllt, oder können keine Vorauszahlung der Kursgebühren gewährleisten, kann an dem Konzept auch nicht teilgenommen werden.

2 Organisation des Kurskonzeptes

2.1 Ernährungsform

In dem Kurs zur Gewichtsreduktion kommt die LOGI- Methode zum Einsatz. LOGI bedeutet „Low Glycemic and Insulinemic Diet". Das bedeutet, dass die Nahrungsmittelauswahl so getroffen wird, dass der Blutzucker- und die Insulinwirkung im möglichst niedrigen Bereich gehalten werden. Das Prinzip basiert auf einer kohlenhydratreduzierten und eiweiß- und fettbetonten Ernährungsweise. Außerdem wird eine hohe Menge an Ballaststoffen mit eingeplant, was zu einem längeren Sättigungsgefühl verhelfen kann. Bei der Ernährungsform nach der LOGI- Methode müssen die Teilnehmerinnen keine Kalorien zählen und sind keinen Verboten ausgesetzt. Bei der LOGI- Methode gibt es keine vorgesetzten Tagespläne an die sich gehalten werden muss, wodurch den Teilnehmerinnen eine große Auswahl an Lebensmittel geboten wird (Worm, 2020).

2.2 Makronährstoffverhältnis

Die LOGI- Methode hat folgende Nährstoffrelation:

Tabelle 3: Nährstoffverteilung der LOGI- Methode (Worm, 2007)

Makronährstoff	Anteil
Kohlenhydrate	20- 30%
Eiweiß	20- 30%
Fett	40- 50%

Gewählt wurde die Nährstoffrelation der LOGI- Prinzipien nach Worm. Das es sich bei der LOGI- Methode um eine kohlenhydratreduzierte sowie eiweiß- und fettbetone Kostform handelt, wird anhand der Nährstoffrelation deutlich. Die Kohlenhydratzufuhr wurde deutlich reduziert und der Anteil an Eiweiß und gesunden Fetten wurde gesteigert.

2.3 Werbemaßnahmen

Um den Kurs zu bewerben, werden zwei verschiedene Maßnahmen getroffen. Die erste Maßnahme ist das Abdrucken von Werbung in der Lokalzeitung. Die Anzeige wird so gestaltet, dass sie bei dem Leser das Interesse für das Konzept weckt. Diese Werbemaßnahme passt gut zum Altersdurchschnitt der Klientel des Unternehmens. Zudem ist das Abdrucken dieser Werbung kostengünstig und erreicht in der näheren Umgebung viele Leser. Die zweite Maßnahme ist das drucken von Flyern. Diese werden in Promotion Aktionen verteilt und auch in Arztpraxen oder anderen Gesundheitseinrichtungen, können diese ausgelegt werden. Auch hier sind die Kosten für das Unternehmen gering und das Verteilen der Flyer ist mit einem geringen Zeitaufwand verbunden.

2.4 Gesamtkursdauer

Die Gesamtdauer des Kurses beträgt 8 Wochen. In dieser Zeit ist eine optimale Betreuung der Teilnehmerinnen möglich. Der Zeitraum wurde so geplant, dass weder Feiertag noch Schulferien in diesen 8 Wochen liegen, damit die Teilnehmerinnen keine Pause zwischen den Treffen haben. Denn gerade Urlaub oder Feiertage kann manche Teilnehmerinnen in alte Verhaltensmuster zurückbringen.

2.5 Anzahl der Treffen pro Woche, Kurszeit und Dauer eines Treffens

Die Kursstunden finden einmal wöchentlich statt. Es wurden feste Termine geplant. Der Kurs findet immer montags für eine Stunde von 18:30 bis 19:30 Uhr statt. Die Uhrzeit wurde bewusst so gewählt, damit auch Berufstätige die Chance haben nach Feierabend an den Treffen teilzunehmen.

2.6 Räumlichkeit

Der Kurs findet im Beratungsraum des Unternehmens statt. Dieser liegt an der Hinterseite des Gebäudes wodurch es zu keiner störenden Geräuschkulisse durch den Straßenverkehr kommt. Der Beratungsraum hat Platz für maximal 15 Teilnehmer. Der Raum ist hell gestaltet und durch die großen Fenster wird genügend Tageslicht hineingelassen. An sonnigen Tagen besteht die Möglichkeit die Fenster abzudunkeln, damit die Teilnehmerinnen nicht geblendet werden. Um eine freundliche Atmosphäre zu schaffen, wurden Pflanzen und diverse Bilder passend für den Ernährungsbereich angeschafft. Im Winter kann der

Raum beheizt werden, so dass die Temperatur je nach Wetter angepasst werden kann. Der Beratungsraum verfügt über gemütliche Stühle, einen Beamer mit Leinwand, einen Schreibtisch mit Laptop, einer Tanita Körperanalysewaage, Stifte, Whiteboard sowie ein Rednerpult.

2.7 Benötigte Geräte bzw. Hilfsmittel und eingesetzte Vortragsmedien

Vor Beginn der ersten Kursstunde wurde die Körperzusammensetzung jeder Teilnehmerin mit der Tanita Körperanalysewaage analysiert. Nach 4 Wochen sowie nach den 8 Wochen des Kurses werden die Werte erneut analysiert um den Erfolg der Teilnehmerinnen zu protokollieren.

Für jede Kursstunde kommt eine PowerPoint Präsentation zum Einsatz. Zum Sammeln von Brainstorming Ideen kommt das Whiteboard zum Einsatz. Diese Medien dienen der Visualisierung und helfen den Teilnehmerinnen, dem gesagten leichter folgen zu können (Pieter, 2020). Nach Ende der Kursstunde erhält jede Teilnehmerin ein Handout zum besprochenen Thema. So können die Teilnehmerinnen dieses noch einmal in Ruhe zu Hause durchlesen und verarbeiten.

3   Inhalt und Gliederung des Kurskonzeptes

3.1   Strategien und Tools zur Datenerhebung im Eingangscheck

Vor Beginn des Kurses findet mit jeder Teilnehmerin ein persönliches Gespräch statt. Dieses Gespräch dient dazu, dass sich der Kursleiter und die Teilnehmerin kennenlernen können sowie das Kurskonzept vorzustellen. Gegebenenfalls werden Fragen der Teilnehmerin zum Kurs geklärt. Durch das Ausfüllen eines Anamnesebogen werden die allgemeinen und biometrischen Daten erhoben. Hier wird auch deutlich ob es bei der Teilnehmerin verschiedene Dinge zu beachten gilt z.B. Unverträglichkeiten, Allergien oder Vorerkrankungen. Auch Fragen zum Essverhalten sowie der Gewichtsentwicklung der letzten Jahre werden gestellt. Auch der zeitliche Verfügungsrahmen der Teilnehmerin wird abgeklärt. Anhand der erhobenen Daten des Anamnesebogens kann der Kursleiter entscheiden, ob die Person für das Kurskonzept geeignet ist. Vor Beginn der ersten Kursstunde erfolgt mit bei jeder Teilnehmerin eine BIA- Messung mit der Tanita Körperanalysewaage. So erhält die Kursleitung vor Beginn des Kurses einen Überblick über die aktuelle Zusammensetzung des Körperfettanteils, der Muskelmasse, dem Gesamtwasserhaushalt und dem Phasenwinkel.

3.2 Re- Tests

Nach 4 Wochen sowie nach Ablauf der 8 Wochen wird eine erneute Körperanalyse mit der Tanita Körperanalysewaage durchgeführt. So können die Teilnehmerinnen sehen, welche Erfolge sie in den letzten 4 bzw. 8 Wochen erzielt haben. Dazu erhalten sie die Auswertung der aktuellen Körperzusammensetzung sowie zum Ende einen Verlauf der kompletten 8 Wochen um den gesamten Erfolg sehen zu können.

3.3 Inhalte Theorie und Praxis

Im ersten Treffen wurde mit Hilfe der Tanita Körperanalysewaage die aktuelle Körperzusammensetzung der Teilnehmerinnen gemessen und analysiert. Danach finden sich alle Teilnehmerinnen wieder im Kursraum ein. Das Thema des ersten Treffens ist die Erklärung des Ernährungskonzeptes. Den Teilnehmerinnen wird aufgezeigt, was in den nächsten 8 Woche an Themen auf die zu kommt. Zudem wird erklärt, wie das Konzept funktioniert und was es zu beachten gilt. Die Teilnehmerinnen erfahren wie die Mahlzeitenverteilung aussieht und wie der Energieverbrauch und die Energieaufnahme in den 8 Wochen aussieht. Zum Ende der Stunde bekommen die Teilnehmerinnen ein Handout mit den allgemeinen Inhalten der Kursstunde mit nach Hause. Als kleine Hausaufgabe wird am Ende der Stunde ein 7- tägiges Ernährungsprotokoll ausgeteilt, welches die Teilnehmerinnen bis zur zweiten Stunde ausgefüllt mitbringen sollen.

Die zweite Kursstunde behandelt das Thema Übergewicht. Besprochen wird die Abgrenzung zwischen Adipositas und Übergewicht, wozu die BMI- Klassifikationen der WHO zum Einsatz kommen. Den Teilnehmerinnen wird erklärt, wie der eigene BMI berechnet werden kann. Das berechnen dürfen die Teilnehmerinnen nach der Erklärung selbst für sich ausrechnen. Auch die Ursachen von Übergewicht werden angesprochen. Davor werden diese zusammen mit den Teilnehmerinnen im Brainstorming am Whiteboard gesammelt.

Thema des dritten Kurses sind die Kohlenhydrate und das Thema Zucker. Besprochen werden die Aufgaben und Funktionen der Kohlenhydrate im Körper sowie die Unterscheidung in einfach und komplexe Kohlenhydrate und der Bedarf. Das Unterthema Zucker wurde hier mit eingebunden, da es sich dabei um Kohlenhydrate handelt und somit gut zu dem Thema der dritten Stunde passt. Hierzu werden verschiedene Arten von Zucker besprochen, warum der Zucker für die Gesundheit schädlich ist und welche Tipps und Tricks es zur Reduzierung von Zucker im Speiseplan gibt. Den Teilnehmern werden außerdem mögliche kalorienärmere Alternativen kurz vorgestellt. Anhand ihres Ernährungsprotokolls können die Teilnehmerinnen sehen, wo versteckter Zucker lauern könnte und bekommen die Aufgabe diesen zu reduzieren.

Zu Beginn der vierten Kursstunde findet die BIA- Messung mit der Tanita Körperanalyse statt. In Woche 4 geht es um das Thema „Eiweiß- Der Baustein des Lebens". Besprochen werden auch hier die Aufgaben und Funktionen der Proteine im Körper. Es erfolgt eine Einteilung eiweißreicher Lebensmittel in tierische oder pflanzliche Herkunft. Diese Ergebnisse werden gemeinsam mit den Teilnehmerinnen an dem Whiteboard gesammelt. Danach wird die biologische Wertigkeit erklärt und wie die Teilnehmerinnen ihren Eiweißbedarf ganz leicht für sich selbst ausrechnen können. Damit sie das Ganze zu Hause in ihren Speiseplan umsetzen können, werden eiweißreiche Lebensmittel besprochen. Den Teilnehmerinnen werden im Zuge der Stunde Eiweißshakes aus dem Sortiment vorgestellt. Die Hausaufgabe der Teilnehmerinnen ist es, mit Hilfe ihres Ernährungsprotokolls zu schauen, wo der Eiweißgehalt noch gesteigert werden kann.

Zu Beginn der fünften Kursstunde findet eine kurze Feedback Runde zum Thema der letzten Hausaufgabe statt und es werden Fragen der Teilnehmerinnen dazu beantwortet. Thema der fünften Kursstunde ist der letzte Makronährstoff, das Fett. Auch hier werden die Aufgaben von Fett in unserem Körper besprochen. Es folgt die Unterscheidung der einzelnen Fettsäuren und welche Folgen ein zu hoher Fettkonsum haben kann. Den Teilnehmerinnen soll bewusstwerden, das Fette nicht schlecht sind, es jedoch darauf ankommt, welche ich verzehre und wie hoch die Menge der verwendeten Fette ist. Die Teilnehmerinnen bekommen als Hausaufgabe mit, bei ihrem nächsten Einkauf sich bewusst Zeit zu nehmen und auf verschiedenen Produkten nachzuschauen, wo sich überall Fett verstecken kann.

Kursstunde 6 behandelt die Themen Wasser und Ballaststoffe. Die Teilnehmerinnen erfahren, warum es wichtig ist auf eine ausreichende Flüssigkeitszufuhr zu achten und welche Funktionen Wasser im Körper hat. Auch die Symptome eines Wassermangels werden gemeinsam mit den Teilnehmerinnen am Whiteboard gesammelt. Anschließend erfahren die Kursteilnehmerinnen die Formel zur Berechnung des Flüssigkeitsbedarfes. Bei dem Thema Ballaststoffe gibt es zu Beginn die Definition und welche Aufgaben und Funktionen die Ballaststoffe im Körper haben. Auch lernen sie die Unterscheidung zwischen wasserlöslichen und wasserunlöslichen Ballaststoffen kennen. Anschließend wird der empfohlene Tagesbedarf empfohlen und die Teilnehmerinnen erfahren welche Lebensmittel besonders reich an Ballaststoffen sind. Zum Schluss werden die Vorteile einer ballaststoffreichen Kost besprochen. Als Hausaufgabe erhalten die Teilnehmerinnen ein Trinktagebuch. Somit können sie leicht verfolgen, ob sie die für sich berechnete Trinkmenge erreichen.

Kursstunde 7 handelt von dem Thema Vitamine und Mineralstoffe. Die Teilnehmerinnen lernen die Unterscheidung der fett- und wasserlöslichen Vitamine kennen und alle für sie wichtigen Vitamine und Mineralstoffe werden mit ihren Aufgaben sowie den entsprechenden Lebensmitteln besprochen.

Die letzte Kursstunde beginnt mit der BIA- Messung jeder Teilnehmerin. Diese wird mit einem kurzen Feedback Gespräch jeder Teilnehmerin verbunden. Kursstunde 8 vermittelt den Teilnehmerinnen Alltagstipps für ihren langfristigen Erfolg. Die verschiedenen Tipps drehen sich um den Einkauf, was es bei der Zubereitung zu beachten gilt und was bei der Zusammensetzung der Mahlzeiten beachtet werden sollte.

3.4 Motivationsstrategien

Eine Motivationsstrategie ist die Gruppenmotivation. Die Teilnehmerinnen des Kurses verfolgen alle das gleich Ziel, nämlich die Gewichtsreduktion. Dadurch das alle Teilnehmerinnen dasselbe Ziel haben, kann so innerhalb der Gruppe ein Austausch stattfinden und die Teilnehmerinnen können sich gegenseitig Tipps geben und sich gut zureden. Zusätzlich wird durch den Austausch untereinander das Gefühl der Zusammengehörigkeit gestärkt und die Teilnehmerinnen fühlen ich unterstützt (Stürmer, S., Siem, B. 2020). Die zweite Form der Motivation ist die Selbstverstärkung. Darunter versteht man den Prozess, bei dem sich eine Person auf die Ausführung eines vorher festgelegten Zielverhaltens einen positiven Verstärker darbietet (Linden, M. et al., 1996). Ein solcher Verstärker wäre der Kauf eines neuen Kleidungsstückes oder das geben von Selbstlob.

3.5 Zusammenhang von Theorie und Praxis

Die Themen die innerhalb der 8 Wochen besprochen werden, bauen aufeinander auf. So verstehen die Teilnehmerinnen die Zusammenhänge besser. Die erlernte Theorie wird durch praktische Aufgaben unterstützt. So können die Teilnehmerinnen das erlernte in die Praxis umsetzen und das erlernte aus dem Kurs besser verstehen und umsetzen.

3.6 Grobplanung der theoretischen und praktischen Inhalte

Tabelle 4: Grobplanung der theoretischen und praktischen Inhalte für alle Wochen (eigene Darstellung, 2023)

Woche	Theorie	Praxis
Vor Beginn des Kurses	4 Wochen vor Beginn des Kurses erfolgt die Infoveranstaltung für den angebotenen Kurs statt. Die Interessentinnen können kostenlos teilnehmen und werden über den gesamten Inhalt und den Ablaufplan des Kurses aufgeklärt.	
Woche 1	• BIA- Analyse • Das Ernährungkonzept: Wie funktioniert es, was gibt es zu beachten, Mahlzeitenverteilung, Energieverwendung, etc.	• Ausfüllen eines 7- tägigen Ernährungsprotokolls
Woche 2	• Thema Übergewicht: Definition, Einteilung BMI, Ursachen, Folgeerkrankungen	• Berechnung des eigenen BMI • Erarbeitung der Ursachen am Whiteboard
Woche 3	• Thema Kohlenhydrate: Aufgaben und Funktionen, Einteilung einfache und komplexe Kohlenhydrate, Bedarf • Thema Zucker: Arten von Zucker, warum ist Zucker schädlich, Tipps zur Reduzierung von Zucker, mögliche Zuckeralternativen	• Besprechung der einfachen und komplexen Kohlenhydrate • Hausaufgabe Zucker in der Ernährung reduzieren
Woche 4	• BIA- Analyse • Thema Eiweiß: Aufgaben und Funktionen, Einteilung tierisches und pflanzliches Eiweiß, Biologische Wertigkeit, Bedarf, Lebensmittel das Eiweiß enthalten, Vorteile einer eiweißreichen Ernährung	• Besprechung eiweißreicher Lebensmittel, Vorstellung Eiweißshake • Hausaufgabe den Eiweißbedarf zu steigern
Woche 5	• Thema Fett: Aufgaben, Bedarf, Unterscheidung der Fettsäuren, Folgen eines hohen Fettkonsums	• Besprechung der Unterscheidung von gesunden und ungesunden Fetten • Einkaufscheck: Wo versteckt sich Fett

Woche 6	• Thema Flüssigkeitszufuhr: Besprechung Wichtigkeit der richtigen Flüssigkeitszufuhr, Funktionen von Wasser im Körper, Symptome eines Wassermangels, Besprechung geeigneter Getränke, Besprechung des individuellen Flüssigkeitsbedarfs • Ballaststoffe: • Definition, Aufgaben und Funktionen, Bedarf, Vorkommen, Vorteile einer Ballaststoffreichen Kost	• Berechnung der eigenen Trinkmenge • Trinktagebuch ausfüllen
Woche 7	• Vitamine & Mineralstoffe: Definition, Unterscheidung der wasserlöslichen und fettlöslichen Vitamine, Besprechung wichtiger Mineralstoffe und Spurenelemente	
Woche 8	• BIA- Analyse • Thema Alltagstipps: Tipps fürs Einkaufen, Zubereitung, Verzehr, etc. • Strategien für den langfristigen Erfolg • Feedbackgespräch	

4   Praktische Umsetzung des Ernährungskonzeptes

Im Nachfolgenden wurde ein Tagesplan mit 3 Mahlzeiten zur Gewichtsreduktion mit der Ernährungssoftware Prodi berechnet. Insgesamt werden an dem Tag 1800 kcal eingenommen. In der anschließenden Tabelle lässt sich das Verhältnis der Makronährstoffe entnehmen.

Tabelle 5: Makronährstoffverhältnis (eigene Darstellung, 2023)

Makronährstoff	% der Gesamtenergie	Kcal	Absolutmenge pro Tag in g
Kohlenhydrate	40%	720 kcal	175,6 g
Fett	35%	630 kcal	69,2 g
Eiweiß	25%	450 kcal	109,8 g

Nachfolgend werden nun die Rechenwege für die Ermittlung der Werte in der obenstehenden Tabelle aufgezeigt.

Kohlenhydrate

100% = 1800 kcal (1800 kcal: 100%)

1% = 18 kcal (18 kcal x 40%)

40% = 720 kcal

1 g Kohlenhydrate = 4,1 kcal

720 kcal : 4,1 kcal = 175,6 g pro Tag

Fett

100% = 1800 kcal (1800 kcal: 100%)

1% = 18 kcal (18 kcal x 35%)

35% = 630 kcal

1 g Fett = 9,1 kcal

630 kcal : 9,1 kcal = 69,2 g pro Tag

Eiweiß

100% = 1800 kcal (1800 kcal: 100%)

1% = 18 kcal (18 kcal x 25%)

25% = 450 kcal

1 g Eiweiß = 4,1 kcal

450 kcal : 4,1 kcal = 109,8 g pro Tag

Folgend ist der mit Prodi berechnete Tagesplan dargestellt.

Menge	g	Zutaten	kcal	KH g	EW g	F g
		Frühstück 08:30 Uhr				
80 Gramm		Weizenvollkornbrot [1, 19]	174	33	6,0	1
80 Gramm		Frischkäsezubereitung mind. 45% Fett i. Tr. [13]	134	3	6,8	10
100 Gramm		Tomaten roh	20	3	0,9	0
90 Gramm		Gurke roh	13	2	0,5	0
220 Gramm		Kuhmilch Trinkmilch 1,5% Fett [13]	106	11	7,5	4
35 Gramm		Hafer Flocken [1, 19]	131	21	4,6	2
80 Gramm		Himbeere	34	4	1,0	0
80 Gramm		Brombeere	37	5	1,0	1
15 Gramm		Mandel süß [21, 4]	92	1	3,6	8
250 Milliliter	250	Natürliches Mineralwasser still	0	0	0,0	0
200 Milliliter	200	Kaffee (Getränk)	4	1	0,4	0
		Zwischensumme	**744**	**82**	**32,4**	**26**
		Mittagessen 12:30 Uhr				
90 Gramm		Reis parboiled gegart	110	24	2,0	0
400 Milliliter	400	Gemüsebrühen (0)	80	2	0,8	7
120 Gramm		Kichererbsen Konserve abgetropft	160	21	8,7	3
90 Gramm		Karotte (Mohrrübe, Möhre) roh	35	6	0,8	0
100 Gramm		Porree roh	29	3	2,1	0
150 Gramm		Champignon roh	36	1	6,20	0
150 Gramm		Broccoli roh	51	4	5,7	0
150 Gramm		Pute Brust roh	161	0	36,2	1
200 Gramm		Tomaten Konserve, nicht abgetropft	26	3	1,2	0
2 Gramm		Tomatenmark	1	0	0,0	0
10 Gramm		Olivenöl	88	0	0,0	10
1 Gramm		Salz	0	0	0,0	0
1 Gramm		Pfeffer	3	1	0,1	0
2 Gramm		Currypulver	7	1	0,2	0
250 Milliliter	250	Natürliches Mineralwasser	0	0	0,0	0
		Zwischensumme	**786**	**66**	**64,0**	**24**
		Abendessen 18:30				
300 Gramm		Zucchini roh	69	7	6,1	1
200 Gramm		Aubergine roh	40	5	2,5	0
60 Gramm		Erbsen grün roh	55	7	3,9	0
20 Gramm		Schalotte roh	5	1	0,3	0
8 Gramm		Olivenöl	71	0	0,0	8
2 Gramm		Tomatenmark	1	0	0,0	0
1 Gramm		Oregano	1	0	0,0	0
5 Gramm		Pinienkern	29	0	1,2	3
12 Gramm		Emmentaler mind. 45% Fett i. Tr. [13]	45	0	3,3	4
250 Milliliter	250	Natürliches Mineralwasser still	0	0	0,0	0
		Zwischensumme	**316**	**20**	**17,4**	**16**
		Gesamt	**1845**	**169**	**113,8**	**66**

Abbildung 2: Berechneter Tagesplan

Im Tagesplan wurde darauf geachtet Ballaststoffe mit einzubauen. Ballaststoffe haben eine positive Wirkung auf die Sättigung. Sie sorgen dafür, dass der Speisebrei länger im Magen verweilt wodurch das Hungergefühl gedämpft wird (Elmadfa, I, Leitzmann, C., 2019). Zudem wirken sich Ballaststoffe positiv auf die Darmflora aus und senken das LDL- Cholesterin (Elmadfa, I, Leitzmann, C., 2019). Bei der Auswahl der Eiweißquellen wurde auf die Kombination tierischer und pflanzlicher Eiweiße geachtet. Durch die Kombination der verschiedenen Proteinquellen kann die Proteinqualität durch die Ergänzungswirkung der einzelnen Aminosäuren verbessert werden. Die biologische Wertigkeit erhöht sich somit (Elmadfa, I, Leitzmann, C., 2019). Bei der Verwendung der Fette wurde auf einen hohen Anteil mehrfach ungesättigter Fettsäuren geachtet. So wurde vermehrt Olivenöl eingesetzt. Dieses enthält einen guten Anteil an Omega- 3- Fettsäuren (0,5– 5%) und Omega- 6- Fettsäuren (5- 30%) (Biesalski, Bischoff, Puchstein, 2010). Das empfohlene Verhältnis von Omega- 3 zu Omega- 6- Fettsäuren liegt bei 1:5. Auf Transfettsäuren wurden in dem berechneten Plan verzichtet. Diese wirken laut Untersuchungen atherogen und sollten den Anteil von 1% der Nahrungsenergie nicht übersteigen (Biesalski, Bischoff, Puchstein, 2010).

5   Literaturverzeichnis

Biesalski, H. K., Bischoff, S. C. & Puchstein, C. (2010). *Ernährungsmedizin: Nach dem Curriculum Ernährungsmedizin der Bundesärztekammer und der DGE* (4., voll ständig überarbeitete und erweiterte Aufl.). Stuttgart: Thieme.

Elmadfa, I. & Leitzmann, C. (2019). *Ernährung des Menschen* (6., überarbeitete und aktualisierte Aufl.). Stuttgart: Verlag Eugen Ulmer.

Linden, M. et al. (1996). *Verhaltenstherapie.* Heidelberg: Springer Verlag Berlin

Luppa, D. (2022). *Studienbrief Ernährung I.* Rev.28.046.000. Saarbrücken: Deutsche Hochschule für Prävention und Gesundheitsmanagement.

Pieter, A. (2020). *Studienbrief Kommunikation und Präsentation.* Rev.24.015.000. Saar brücken: Deutsche Hochschule für Prävention und Gesundheitsmanagement.

Statistisches Bundesamt (02.04.2019). Immer mehr Übergewichtige. Anteil der Männer und Frauen ab 18 Jahren mit Übergewicht/ Adipositas in Deutschland (in %) [Graph]. In Statista. Zugriff am 20 Mai 2023, von https://de.statista.com/infogra fik/17609/anteil-eebergewichtiger-in-deutschland/

Stürmer, S., Siem, B. (2020). *Sozialpsychologie der Gruppe.* (2. Aufl.). München: Ernst Reinhardt Verlag.

WHO (2010). A healthy lifestyle- WHO recommendations. Zugriff am 19.05.2023. Verfügbar unter: https://www.who.int/europe/news-room/fact-sheets/item/a-healthy-lifestyle---who-recommendations

WHO (2021). Obesity and overweight. Zugriff am 19.05.2023. Verfügbar unter: https://www.who.int/news-room/fact-sheets/detail/obesity-and-overweight

Worm, N. (2007). Metabolisches Syndrom. *Schweizer Zeitschrift für Ernährungsmedizin, 2,* S. 29-34.

Worm, N., Mangiameli, F., Lemberger H. (2020). Mediterran abnehmen-wissenschaftlich basiert. *Die neue LOGI-Diät*. München: Riva.

6 Abbildungs- und Tabellenverzeichnis

6.1 Abbildungsverzeichnis

6.2 Tabellenverzeichnis

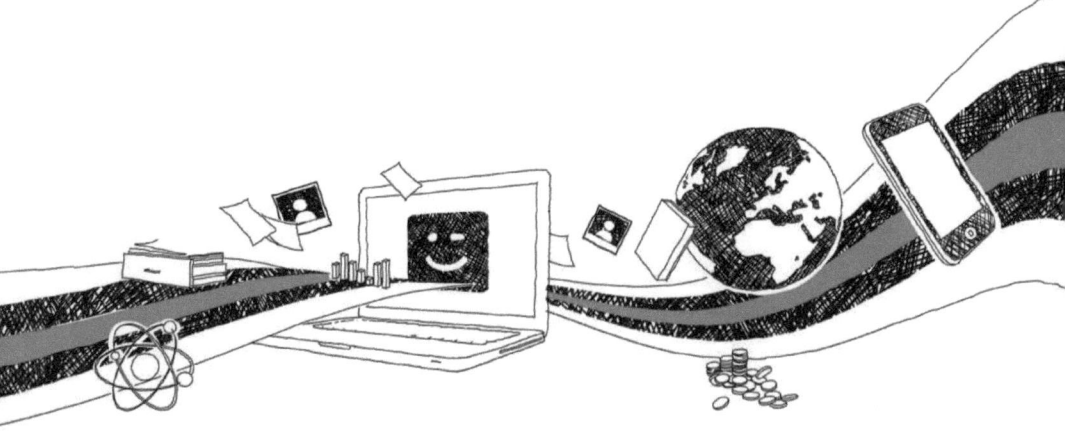
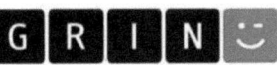